DIETA PARA BAJAR DE PESO

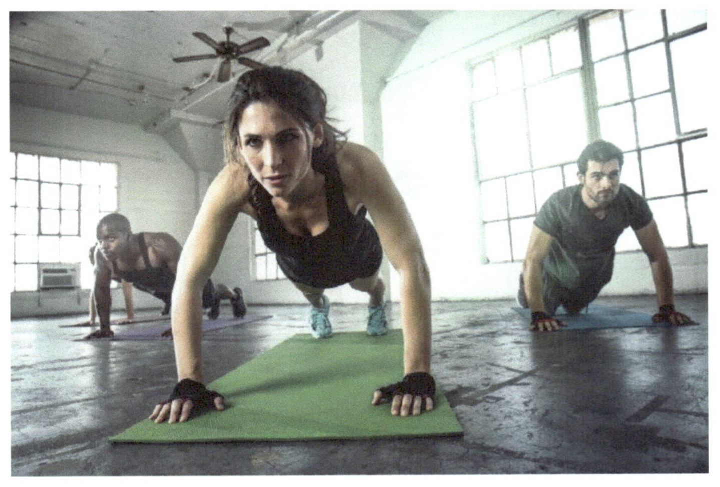

IMPORTANCIA DEL CICLO FEMENINO

PRIMERA PARTE

YOSELINNE HERRERA

INTRODUCCION

Desde pequeños no nos enseñan lo que tenemos que hacer a nivel de nutrición, estilos de vida saludable o cómo alimentarse correctamente para tener una buena calidad de vida, y sobre todo para prevenir muchísimas patologías que están asociadas a una mala alimentación. El ritmo de vida que llevamos en la actualidad no nos permiten priorizar lo verdaderamente importante que es nuestra salud, y se suma a ello la gran cantidad de información errónea que gira en torno a las redes sociales, la infinita cantidad de dietas con las que nos bombardean los medios y que por el apuro de la vida nos dejamos llevar por éstas sin analizar las consecuencias catastróficas que esto puede traer , no solo para nosotros sino también para los mas pequeños que ven en nosotros los modelos de vida para su futuro.

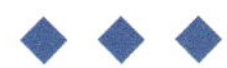

DIFERENCIAS FUNDAMENTALES

Así como existen una inmensidad de recomendaciones erróneas, también existen aquellos que se especializan en estos temas y entregan información con fundamentos, el problema que se observa en esto, es que en la mayoría de estos concejos hay indicaciones generales pero no se pueden establecer éstas como universales, es decir, aplicables a todas las personas porque todos los individuos somos distintos, y no sólo a nivel de fisiología sino que también estilos de vida, gustos, etc. factores que hacen que esas recomendaciones no siempre le sirvan a todas las personas, en especial en una diferencia fundamental que muchas veces no tomamos en cuenta, una característica que conocemos pero en la cual no profundizamos, diferencias que están dadas biológicamente y de las cuales no podemos "arrancar" por así decirlo, y me refiero a las diferencias fisiológicas que hay entre un hombre y una mujer.

A menudo decimos o escuchamos las siguientes frases de nuestras amigas o conocidas:

-"Estoy comiendo muy poco y no bajo de peso" - "Hago de todo para bajar de peso y sigo igual" - "Porque no puedo bajar de peso si estoy yendo al gimnasio y hago todo lo que me dice el entrenador" - "Hago mucho ejercicio y como poco no bajo de peso" - "Quiero dejar de comer pero no

puedo, me gusta mucho comer"

Un factor muy importante y del que muchas veces no se habla, es el factor dado por diferencias que hay entre el hombre y la mujer, no sólo por la contextura, sino que me refiero a la fisiología del organismo, los mecanismos que utilizamos las mujeres en cuanto a requerimiento energético y consumo de calorías, el cual es COMPLETAMENTE DIFERENTE A LOS MECANISMOS DEL HOMBRE, las mujeres tenemos hormonas y procesos distintos, que cambian el panorama frente a los requerimientos que nosotras necesitamos y que por lo tanto DEBEMOS conocer si queremos bajar de peso y mantenernos saludables de forma mas efectiva.

Como dije anteriormente, se debe partir de la siguiente base: la composición corporal entre un hombre y una mujer es diferente, a grandes rasgos una mujer suele ser mas baja, tener menor peso y menor masa muscular que el hombre, lo que va a influir directamente en los requerimientos energéticos ya que estos están relacionados con nuestro metabolismo basal, el cual es directamente conectado con nuestros músculos, entonces un hombre al tener mayor masa muscular que la mujer, por esencia, necesita mas requerimientos energéticos.

Por otro lado las mujeres, de forma natural, tienen mayor cantidad de grasa no esencial, lo que desde el punto de vista biológico tiene un sentido, porque el cuerpo de una mujer se encuentra programado, a nivel biológico, para tener hijos, entonces, todos los meses el cuerpo de una mujer, en edad fértil, se prepara para una posible fecundación y el desarrollo de un nuevo ser, para este proceso el organismo necesita mayor cantidad de grasa y esto va a determinar el que las mujeres puedan utilizar la grasa como sustrato energético con mayor eficiencia que el hombre, a nivel de entrenamiento, mientras que los hombres utilizan mejor los carbohidratos, eso como pauta general.

También se sabe que las mujeres tienen una menor tasa de degradación proteica post entrenamiento, entonces son mas eficientes en la conservación de las proteicas por lo tanto no necesitan tanta cantidad de proteína como los hombres.

Esta diferencia tan significativa, era vital para nuestros antepasados para la supervivencia, ya que la mujer, al degradar mas lento las proteínas y utilizar mejor la grasa como sustrato energético, era mucho mas resistente al ayuno prolongado que su compañero , haciéndola mucho mas eficiente metabolitamente hablando ya que esto le permitía criar, amamantar y preservar la vida mientras el hombre salía a buscar la comida. En el pasado esto era muy beneficioso, la diferencia es que en tiempos actuales toda la comida la encontramos al abrir el refrigerador.
Esta diferencia aun se observa ya que hay estudios que demuestran que en situaciones de hambruna prolongada, **las mujeres sobreviven mucho más que los hombres**. No sólo acumulan más energía, también degradan menos músculo. Lo logran utilizando más grasa durante la actividad física, reduciendo la pérdida de glucógeno.

Esto no implica que pierdan grasa con más facilidad, ya que su cuerpo es también más eficiente a la hora de acumularla (especialmente en ciertas zonas). Pero sí hace que la mujer no necesite, por ejemplo, tanta proteína o carbohidrato como el hombre para mantener su masa muscular.

	HOMBRES	MUJERES
CONTEXTURA (EN GENERAL)	MAS ALTOS	MAS BAJAS
	MAYOR MASA MUSCULAR	MENOR MASA MUSCULAR
	MAYOR PESO	MENOR PESO
HORMONAS (EN GENERAL)	TESTOSTERONA	PROGESTERONA
		ESTROGENO
FLUCTUACION DE HORMONAS	MINIMA	MUY FLUCTUANTE
GRASA CORPORAL	MENOR CANTIDAD	MAYOR CANTIDAD

ARRIBA EL CICLO FEMENINO

CAMBIOS HORMONALES

Los niveles hormonales en los hombres apenas sufren fluctuación, pero en las mujeres, la concentración de cada hormona varía, dependiendo del momento en el que te encuentres de tu ciclo menstrual:

1. Fase folicular. Comprende desde el primer día del periodo, hasta aproximadamente el día 14-15. En esta fase, el folículo va creciendo y madurando, para facilitar la liberación del óvulo. Los niveles de FSH (hormona folículo estimulante) están altos, y los de estrógenos crecen.

2. Ovulación. Dura entre 1 y 3 días, y es el momento donde se desprende el óvulo. En esta fase FSH y LH (hormona luteinizante) presentan los niveles máximos, y los estrógenos se encuentran asimismo en su nivel más alto. Comienza a crecer la concentración de pregesterona.

3. Fase lútea. Va desde el final de la ovulación, hasta el último día del periodo (algo menos de 2 semanas, normalmente). Los niveles de progesterona alcanzan su máximo, y el organismo se prepara para un posible embarazo.

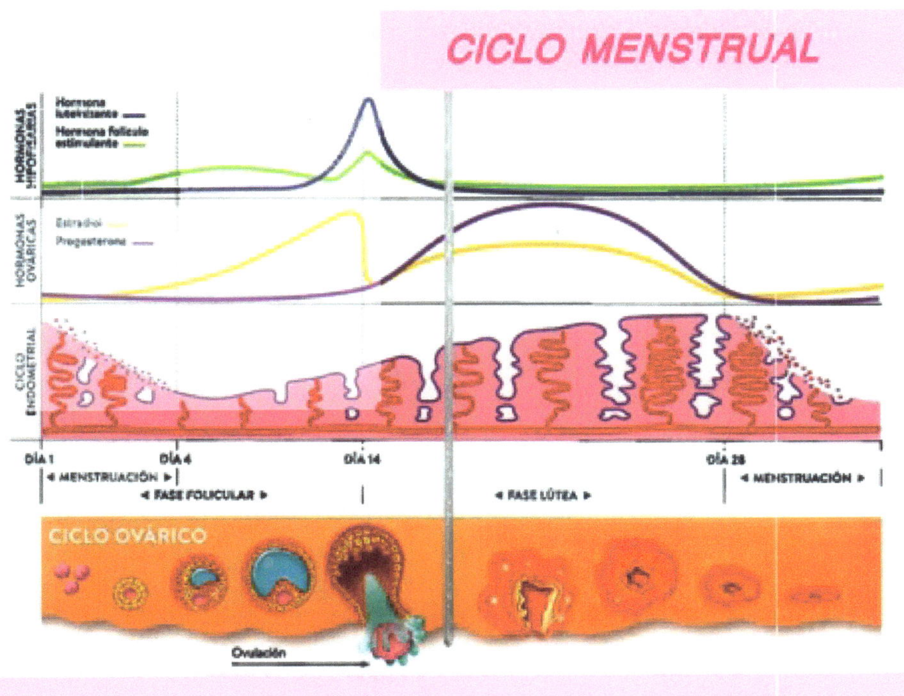

La duración del ciclo y de cada fase puede cambiar para cada mujer, e incluso puede alterarse en función de circunstancias personales (alimentación, ejercicio, estrés, etc.).

Como ves, la mujer es una montaña rusa de cambios hormonales. Vamos a ver qué efectos produce todo eso en nuestro organismo:

CAMBIOS FISIOLÓGICOS: QUÉ SUBE Y QUÉ BAJA

Aunque el proceso es muy complejo, vamos a tratar de resumir aquellos aspectos que más afectan a tu entrenamiento y a tu alimentación.

FASE FOLICULAR
- Tasa metabólica baja. Esto quiere decir que tu organismo consume menos energía.
- Mayor sensibilidad a la insulina, lo que te permitirá tol-

erar mejor los carbohidratos.

- Mayor uso de glucógeno como sustrato de energía y, por tanto, menor quema de grasa.
- En la fase folicular la hormona femenina estrógeno está a su máximo nivel y tiene un efecto positivo en el estado de humor, la energía y la fuerza. Así que estarás más propensa a sentirte bien y experimentar una mayor fuerza física.
- La fase folicular es el mejor momento para intentar grandes ganancias en masa muscular y fuerza.
- Concéntrate en el trabajo de fuerza tradicional y sesiones de hipertrofia. Debido al incremento de estrógeno, tu cuerpo será capaz de hacer frente al entrenamiento y recuperarse de grandes volúmenes de trabajo, mucho mejor que en la fase lútea que veremos a continuación.

FASE OVULATORIA (DÍA 14)

- Tasa metabólica intermedia. Tu gasto energético en reposo comienza a subir.
- Buena sensibilidad a la insulina.
- Pueden aparecer incrementos de fuerza.
- Reducción del apetito. Los estudios demuestran una menor ingesta calórica durante estos días también en otras especies, algunas teorías son que esto ocurre para priorizar la procreación.
- Ligero incremento de la fuerza, debido (probablemente) al aumento de testosterona durante la ovulación.
- La fase de ovulación se caracteriza por un incremento en todas las hormonas, incluida la testosterona. Puedes verte sorprendida por tu nivel de fuerza y potencia. Para muchas es el mejor momento para intentar destrozar ese récord en peso muerto o para realizar un test de

fuerza máxima.
- La ovulación es el mejor momento para buscar tus récords personales.

FASE LÚTEA (DÍAS 15-28)

La fase final del período y, para muchas, la más complicada:
- Tasa metabólica alta. El gasto energético en reposo se incrementa, en aproximadamente un 5-10%.
- Se reduce la sensibilidad a la insulina. Ojo aquí con los carbohidratos, en esta etapa se pierde su tolerancia
- Aumento de los antojos y el apetito. Los niveles hormonales se desploman a mitad de fase (si no se produce fecundación), y eso provoca mayor inestabilidad: cambios de humor, antojos, etc.
- Mayor retención de líquidos. En los días previos a la menstruación, es habitual que muchas mujeres se vean más hinchadas (en el abdomen, por ejemplo).
- Mayor uso de grasa como combustible.
- Alteraciones en humor, irritabilidad al producir menos serotonina como causa de la reducción de progesterona.

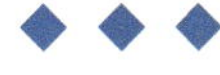

PRINCIPALES ERRORES EN LA DIETA Y ENTRENAMIENTO

1.- MIEDO A LAS CALORIAS

Uno de los mitos que tenemos arraigados las mujeres es que para poder estar delgadas se deben consumir extremadamente pocas calorías, lo que ha aumentado mucho el miedo a comer, las mujeres terminan pensando que van a engordar por comer, y no se logra entender que es necesario el alimento para ser mas eficientes.

2.- MIEDO A PONERSE MUY MUSCULOSAS

Un error muy común es lo que generalmente solemos hacer las mujeres cuando queremos bajar de peso es: comenzar primero ingiriendo cargas muy bajas de calorías y comenzar una rutina de ejercicios sin mucho esfuerzo muscular porque ahí aparece el otro miedo que es a ponernos muy musculosas, cuando la verdad es que lograr llegar a estar musculosa, como un hombre, es un proceso muy largo que necesita mucha dedicación, que sólo logran las mujeres que entrenan toda su vida prácticamente, por lo que es un error tener miedo a ponerse musculosa.

Entonces por un lado tenemos mucho miedo a comer, miedo a los carbohidratos y por otro en el tema de entrenamiento tenemos miedo a las cargas altas. Cuando resulta que en una mujer precisamente tiene que ser todo al revés, Es por ese pensamiento que las mujeres progresan mucho menos que los hombres, si se comparasen en el mismo tiempo de entrenamiento, porque no se hacen las cosas bien desde un principio, y cuesta mucho cambiar ese patrón de pensamiento.

Es entendible que tengamos ese miedo, ya que al ver a los hombres que entrenan con cargas fuertes, se observa cómo en corto tiempo logran músculos definidos, además de eso a las mujeres nos da mas miedo tomar una pesa y lesionarnos, pero eso es mas un mito porque te puedes lesionar haciendo ejercicio con una carga baja o alta si no sabes como se realiza ese ejercicio, por lo tanto lo primero que hay que hacer es perfeccionar la técnica y luego subir la carga.

Lo que tiene que quedarte claro es que una mujer cuando entrena con cargas fuertes, lo que va a lograr es tonificar los músculos, y todo esto cuando haya músculos, porque si ya sabemos que las mujeres de por sí tenemos menos masa muscular, le sumamos a esto que no tiene entrenamiento constante, entones es imposible que pueda marcar los músculos (si no hay) como para pensar que su cuerpo se pueda poner masculino.

¿ANSIEDAD O PROGESTRERONA?

A las mujeres nos gusta comer, eso es una verdad que todas conocemos pero que muchas veces ocultamos ante los demás por vergüenza o miedo a que nos juzguen, etc, estas ganas de comer muchas veces se confunde con ansiedad: -*"Estoy muy ansiosa, no puedo dejar de comer"* - *"Debe ser que estoy muy estresada, por eso como tanto"*. Resulta que éste estado, las ganas de comer frecuentemente, se encuentra determinado biológicamente y tiene una razón, como te describí anteriormente, el cuerpo de la mujer fue creado, y aunque suene un poco fuerte, para la reproducción, por lo tanto, además de pedirnos energía (comida) constantemente, se suma a esto el hecho de que durante el ciclo menstrual nuestros niveles de hormonas fluctúan de una manera impresionante, no existe organismo al cual no le afectan, en distintos grados, estos cambios hormonales que están produciéndose durante toda nuestra vida fértil, y que su función primordial es preparar el organismo para la posible fecundación y recibimiento de un ser, como ya sabes, en la fase lutea de nuestro ciclo, cuando se alcanzan los niveles mas altos de progesterona, es en esta etapa en la cual sentimos mas deseo de comer de lo habitual porque el organismo de cierta forma te pide energía (alimentos) lo que es absolutamente normal y fisiológico, pero podríamos confundirlo con ansiedad, aquí el problema no es luchar contra el deseo de comer, todo lo contrario, si ocurre esto es porque el cuerpo está requiriendo energía, acá el problema más grave es **QUÉ COMEMOS**, la **CALIDAD** de alimentos que estamos consumiendo, ya que a muchas nos pasa: sentimos hambre y vamos a la cocina y lo primero que se nos antoja un chocolate, sandwish con jamón y queso (y mayo también, obvio) o las galletas que tenemos guardadas en el mueble, con una bebida que pillamos en el refrigerador, y como tenemos hambre y es lo mas rápido que hay para preparar, entonces simplemente lo consumimos, al terminar seguimos con hambre (porque comemos rápido, otro error muy común) estonces vamos a la cocina nuevamente y pensamos: *"algo mas livianito ahora, mmm un yogurt con cereales"* este hábito es el problema mas grave, vuelvo a repetir, la calidad de comida **que ponemos nosotros mismos a nuestra disposición!!!** y que muchas veces creemos que son de buena calidad o saludables y no sabemos que estamos consumiendo solo chatarra.

Como saber que alimentos consumir, existe una infinidad de información respecto a alimentación saludable y beneficiosa para el organismo, lo que aquí quiero enfocar es la dieta recomendada según el ciclo femenino que te hará bajar de peso.

SACANDO PROVECHO DEL CICLO PARA TENER UN PESO SALUDABLE Y ESTETICO

NUTRICION

QUE ALIMENTOS CONSUMIR
SEGUN ETAPA DEL CICLO

Como hemos comentado, en la fase folicular mejora tu sensibilidad a la insulina. Por tanto, es buen momento para subir ligeramente la proporción de carbohidratos. De esta forma, si combinas entrenamientos de alta intensidad, también mejorará tu rendimiento.

En la fase lútea, se produce el efecto contrario. Además, es una etapa donde sueles tener más apetito, y tienden a aparecer antojos. Las proteínas y las grasas son bastante saciantes, por lo que serán tus aliadas en estos momentos.

Para combatir antojos, puedes consumir yogur (natural), un poco de queso o un puñado de frutos secos (sin tostar y sin sal añadida). Incluso puedes tomarte una fruta o un trozo de chocolate (con contenidos en cacao >85%).

Es conveniente que durante la etapa premenstrual y menstrual pongamos atención en incluir y/o evitar diferentes alimentos:

Disminuir o evitar:
- Ingesta de sal/sodio (alimentos procesados y enlatados, embutidos, quesos curados, sopas chinas, condimentos) para evitar la retención de líquidos

- Bebidas alcohólicas: para evitar la retención de líquidos, el aumento del cortisol (hormona del estrés) y la deshidratación.

- Alimentos azucarados o harinas refinadas: para evitar la retención de líquidos y los picos de insulina.

- Cafeína: debido a que en exceso puede aumentar la hormona del estrés (cortisol) y por ende generar más cambios de humor y dificultades para conciliar el sueño.

Aumentar:
- Agua: para evitar la retención de líquidos y evitar la deshidratación
- Glutamina: para colaborar con el fortalecimiento de nuestro sistema inmunológico y favorecer la recuperación muscular evitando la fatiga
- Fuentes de magnesio (chocolate negro, quinoa, trigo, frutos secos, semillas, lácteos, papas, edamames ,espinaca)
- Fuentes de hierro (carnes rojas y blancas, lentejas, frijoles, avena, arvejas,, vegetales de hojas verdes, papas, frutos secos, remolacha, huevos). Durante la menstruación se pierden alrededor de 18-24 mg de hierro diariamente.
- Fuentes de ácido fólico (vegetales de color verde, edamames, remolacha, lentejas, garbanzos, frijoles, semillas de girasol, arvejas, alimentos fortificados)
- Fuentes de vitamina B12 (lácteos, carnes rojas y blancas, alimentos fortificados)
- Fuentes de vitamina C (frutas cítricas, pimentones, tomate, coliflor, col rizada, espárragos, brócoli, coles de bruselas, repollo)
- Fuentes de grasas saludables (frutos secos, semillas, aguacate, salmón, aceitunas)

LA BUENA NOTICIA: SE PUEDE

COMER MAS

Esto que voy a decir a continuación es maravilloso: "Puedes comer más y mantener tu cuerpo estéticamente saludable", ¿PERO COMO ES ESTO POSIBLE?, es simple, haciendo ejercicio más fuerte, ya que al hacer ejercicio con mayor intensidad y con carga, se generan adaptaciones de equilibrio de gasto energético mayor lo que te permitirán comer más, y eso es un secreto maravilloso para las mujeres, que todas deberíamos manejar. hay que tener cuidado de no mal interpretar el entrenamiento con carga alta, ya que las cargas altas no son las mismas para un hombre que para una mujer, en una mujer trabajar con carga alta es entrenar intenso, ejemplo, trabajar un peso que genere un esfuerzo para ti, para que así puedas generar masa muscular, no hay un peso definido, el peso lo define tu cuerpo, ya que es lo tu veas que te genere un esfuerzo, y cuando veas que ese peso ya te cuesta menos entonces subes de carga y así sucesivamente.

Si tu buscas generar masa muscular, hay varios protocolos de entrenamiento que no se profundizan acá, pero a grandes rasgos puedes entrenar fuerza con rangos de 3 a 6 repeticiones y generar adaptaciones que te incrementan la masa muscular o trabajar en rangos de hipertrofia entre 6 y 12 repeticiones y también generar adaptaciones para generar masa muscular y también se ha demostrado que entrenando entre esos rangos se puede generar el estímulo para ganar masa muscular, esto porsiacaso se aplica tanto en hombres como en mujeres, ahora mas allá del rango de repeticiones, ejemplo, si tomas 10 kilos y si tu sabes que con ese peso podrías hacer 30 repeticiones, pero haces 10, entonces ya no es un estimulo efectivo.

ACTIVIDAD FISICA

EJERCICIO ADAPTADO AL CICLO MENSTRUAL

Durante los primeros días del periodo, el sangrado provoca normalmente que te sientas con menos fuerza. Por tanto, se aconseja reducir la intensidad del entrenamiento en esta etapa.

Tras la menstruación, y durante el resto de la fase folicular, es buen momento para entrenar fuerte. Puedes incrementar pesos y aplicar HIIT en tu entrenamiento cardiorrespiratorio, aprovechando la mayor sensibilidad a la insulina de esta etapa.
En la fase ovulatoria, se produce un pico de fuerza, lo que te va a permitir entrenar duro también. No obstante, parece que es el momento donde se producen muchas lesiones. Por tanto, presta especial atención a la técnica de los ejercicios.
Durante la fase lútea, conviene ir reduciendo la intensidad de los entrenamientos. Como idea general, haz ejercicios cardiovasculares continuos (correr o trotar, bicicleta, patines, etc.) a un ritmo moderado, y utiliza cargas con las que sientas esfuerzo y que te permitan hacer al menos 10-12 repeticiones.
Los días previos a la menstruación, muchas mujeres atraviesan por molestias diversas. Si puedes entrenar, hazlo a un ritmo suave. Si no, aprovecha para incluir actividad ligera como caminar, sesiones de flexibilidad, etc. La idea es mantenerse activa.
Una vez más, insistimos en que son pautas generales, y que cada mujer necesitará individualizarlas para su caso particular.

DATOS GENERALES DEL EJERCICIO

PARA TENER EN CUENTA

1.- Hagámonos amigas del estrógeno. Para el tema en cuestión la podríamos definir como la hormona aliada del ejercicio y está en todo lo mas alto justo antes de la ovulación. Como es una hormona esteroidea (la que es similar a la testosterona en el hombre), nos ayuda a una mayor capacidad cuando entrenamos y mejora la asimilación de las cargas; por eso, a mitad de la fase folicular (la ovulatoria) y los 10-12 días iniciales en la fase lútea son los mejores para practicar ejercicio. El estrógeno tiene muchas funciones beneficiosas: favorece la absorción de calcio en el hueso, mejora la sensibilidad a la insulina y afecta al comportamiento emocional de la mujer, produciendo en la mayoría de los casos una sensación positiva, mayor energía, etc.

Los estrógenos también son aliados de nuestro peso corporal, pues son responsables de que durante la primera mitad del ciclo, y sobre todo antes de la ovulación, se tenga menos apetito que en la segunda mitad del ciclo. Está demostrado que al seguir unas pautas de sueño adecuadas, prescindir del tabaco y del alcohol ayuda a mantener los niveles de estrógenos en plena forma.

2.- Engaña a la progesterona. Esta hormona, que los ovarios liberan luego de la ovulación y hasta la aparición de la siguiente regla, es la responsable de la retención de líquidos y otras molestias características del Síndrome Premenstrual (SPM). Hay estudios que apuntan a que la práctica de ejercicio puede aliviar estos síntomas en algunas mujeres. Las actividades más adecuadas en este periodo son ejercicios suaves como la natación, caminar, yoga, lo que no excluye que puedas realizar ejercicios más intensos si no te causa molestias.

3.- El estrés es el principal enemigo para mantener un ciclo regular (dispara el cortisol, lo que a su vez afecta a la producción de progesterona), así que cualquier iniciativa que lo reduzca (meditación, masajes, yoga) tiene efectos positivos. Asimismo, una dosis adecuada de fibra en la dieta (cereales como la avena, lentejas y otras legumbres, frutas y vegetales) regula el nivel hormonal y reduce síntomas como el dolor y la hinchazón, y ayuda a eliminar los niveles de las hormonas del organismo una vez éstas han sido utilizadas.

4.- Reconciliémonos con la menstruación. Una mujer que se encuentre en buen estado de salud puede practicar deporte en cualquier día del ciclo, aunque algunas prefieren no realizar cuando tienen síntomas como el dolor de la regla (dismenorrea). Por el contrario, en ciertas mujeres este dolor menstrual mejora con la práctica de ejercicio físico.

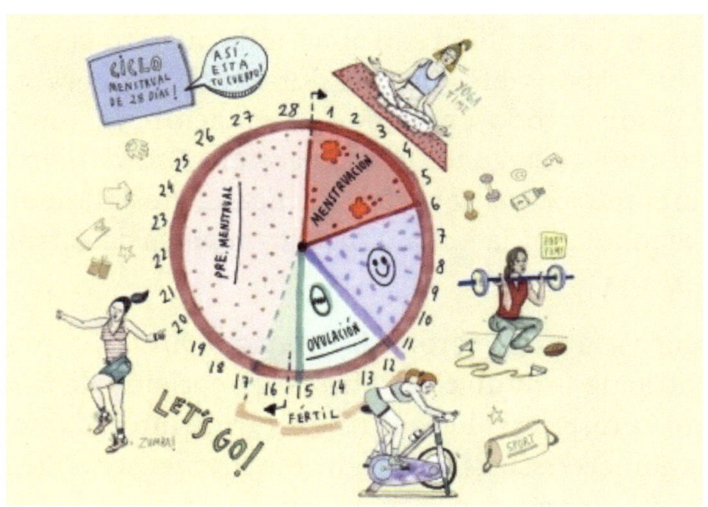

RESUMEN DE
RECOMENDACIONES

DURANTE LOS DIAS DE LA MEN-STRUACION - DIA 1 A 5

DISMINUYE
- Niveles de testosterona, estrógeno y progesterona
- Niveles de hierro
- Disminuye el gasto calórico
- Sistema inmunológico
- Rendimiento, fuerza deportiva y velocidad

AUMENTA
- Riesgo de lesiones

DIETA RECOMENDADA
- Dieta saludable con aumento en porcentaje de los siguientes:
- Proteínas: carne, pescado, soja, legumbres y algas.
- hierro: legumbres, brócoli, ensaladas especialmente de hoja verde, espinacas, frutos secos, kiwi y moluscos
- 2 litros de agua al día

EJERCICIOS RECOMENDADOS
- Mas suaves
- Yoga
- Meditación

FASE FOLICULAR - DIAS 1 A 13

Esta fase comienza el día 1 de tu menstruación y desde el término de ésta comienzan a sentirse los cambios hormonales

AUMENTA:
- Niveles de estrógeno
- Sensibilidad a la insulina
- Metabolismo de carbohidratos
- Humor, energía y fuerza

DISMINUYE
- Oxidación de las grasas

DIETA RECOMENDADA
- Dieta saludable con aumento en porcentaje de los siguientes:
- Aumentar uso de glucogeno como fuente de energía: Patatas, Plátanos, Fresas, Uvas, Manzanas, Mango, Arándanos, Avena, Cebada, Arroz integral, Fruta desecada, Pan integral, Legumbres
- Disminuir grasas
- Mantener proteinas

EJERCICIO RECOMENDADO
- Entrenamiento con pesos maximos
- HITT
- Bicicleta

OVULACION - DIA 14 A 16

AUMENTA
- Metabolismo basal
- Niveles de testosterona
- Fuerza máxima

DISMINUYE
- Apetito

DIETA RECOMENDADA
- Dieta saludable con aumento en porcentaje de los siguientes:
- Fuentes de grasa saludable: frutos secos, salmon, aceite de oliva, palta, semillas de linaza, chia.
- Mantener proteinas

EJERCICIO RECOMENDADO
- Entrenamiento con peso - Crossfit
- Bicicleta

FASE LUTEA - PREMENSTRUAL
(DIA 16 A 28)

DISMINUYE
- Sensibilidad a la insulina
- Metabolismo de los carbohidratos
- Serotonina

AUMENTA
- Metabolismo de las grasas
- Apetito
- Cambios de humor
- Retención de líquidos

DIETA RECOMENDADA
- Dieta saludable con aumento en porcentaje de los siguientes:
- Aumentar fuentes de grasa saludable: frutos secos, salmón, aceite de oliva, palta, semillas de linaza, chia.
- Disminuir Carbohidratos

EJERCICIO RECOMENDADO
- Ejercicios cardiovasculares
- Baile, zumba
- Running, natación

Finalmente, se recomienda seguir un programa estructurado, ajustando parámetros según tu ciclo menstrual para optimizar los resultados pero sin complejizar demasiado tu alimentación y entrenamiento ya que es posible llegar a estresarse con tratar de seguir al pie de la letra cada recomendación según el ciclo.

Es recomendable, por ejemplo: priorizar entrenamientosde alta intensidad durante tu fase folicular, sesiones aerobicas durante tu fase lútea, y quizá una semana de descarga durante la menstruación e ir ajustando los macronutrientes según tus hormonas te permitirá lograr tus objetivos en menor tiempo y con menor esfuerzo que si no los consideraras.